DE LA DÉVIATION

ET DU

REDRESSEMENT DES GENOUX

EN DEDANS,

PAR FÉLIX BRON,

Docteur en médecine de la Faculté de Paris,
Professeur libre de pathologie spéciale, ancien interne des hôpitaux de Lyon,
Lauréat de l'École de médecine, membre de plusieurs Sociétés savantes.

PARIS,

TYPOGRAPHIE DE AD. R. LAINÉ ET J. HAVARD,

RUE JACOB, 56.

1861.

DE LA DÉVIATION

ET DU

REDRESSEMENT DES GENOUX

EN DEDANS.

Le rachitisme a un cachet particulier qui le distingue de toutes les autres maladies. Son action directe et primitive sur les os lui donne des caractères qui lui sont propres, quoique souvent différant entre eux.

A l'état normal, la solidité est le principal attribut des os; ce sont eux qui donnent la forme extérieure et qui protégent les organes profonds. Si le rachitisme survient, ou ils deviennent friables, ou ils s'incurvent. Et comme, dans le squelette, les lésions de forme ne sont jamais simples, qu'elles sont presque toujours le résultat d'une maladie générale et qu'elles amènent d'autres troubles qui n'en sont qu'une conséquence forcée, on comprend que, l'équilibre n'existant plus, indépendamment de la cause qui continue à agir, on a à lutter contre les effets ultérieurs qui se produisent par le fait seul d'une difformité déjà existante.

La question des genoux en dedans, que nous abordons dans ce travail, rentre dans cette étude générale. Toutefois nous ne l'envisagerons ici qu'au point de vue des conséquences anatomiques et du redressement. — Elle a été très-bien comprise et traitée par M. J. Guérin, et le rapport fait sur ses travaux mentionne quelques observations qui nous montrent la justesse de ses opinions pratiques et leurs heureuses applications. Je n'ai trouvé nulle part l'historique de cette maladie, si ce n'est dans Mellet qui la décrit

1861

assez bien. M. Bonnet, dans son *Traité des maladies des articulations* (1845), mentionne plutôt qu'il ne décrit la saillie du genou
en dedans sans luxation. Il s'étend un peu plus dans son *Traité
de thérapeutique des maladies articulaires* (1853), où, après
avoir indiqué les moyens de traitement, il cite deux observations
à l'appui des idées qu'il émet. Mais nulle part nous ne trouvons
de dissertation générale sur ce sujet. Les livres classiques l'indi-
quent à peine; beaucoup n'en parlent pas, et personne, que je sa-
che, ne nous a montré la filiation des complications et leur gravité
croissante. Ce que nous savons cependant, nous le devons aux travaux et à la pratique des deux chirurgiens, surtout, que nous ve-
nons de nommer. Ils ont attiré l'attention sur cette maladie consi-
dérée comme incurable avant eux.

Avant d'entrer en matière, je vais citer quelques faits. Ils nous
serviront de point de départ pour étudier la question.

Obs. I. — Marie B., âgée de trois ans présente une déviation
latérale des jambes avec saillie des genoux en dedans. Elle s'est
très-bien portée jusqu'à l'âge de 10 mois. La dentition s'est faite
à cette époque; elle a été très-pénible et a été suivie de dérange-
ments intestinaux qui ont duré plus d'un an. A 15 mois, les articulations du pied et du poignet ont grossi, et les genoux ont ma-
nifesté une tendance à se porter en dedans. A 28 mois, l'enfant a
commencé à marcher seule; les jambes alors se sont tordues la-
téralement, et les genoux sont rapidement venus au degré de saillie où nous les voyons aujourd'hui.

Cette enfant paraît assez bien constituée; elle est bien propor-
tionnée pour son âge. Sa taille est de 0,76 centimètres. Elle est
brune. Les yeux sont largement ouverts et les chairs sont fermes.
Le volume cependant des articulations radio-carpiennes et tibio-
tarsiennes, qui présentent un renflement bien marqué, ne laissent
aucun doute sur l'influence étiologique du rachitisme. — Les genoux sont tuméfiés aussi; mais ce qui frappe le plus les yeux, c'est
le coude que la jambe fait en dedans. Si on rapproche les deux
genoux, qu'on les presse l'un contre l'autre, les cuisses se touchent
dans toute leur étendue, mais plus en bas qu'en haut : ce qu'il
faut attribuer à un développement marqué du bassin. Les deux
fémurs se rapprochent l'un de l'autre à la partie inférieure. Leur
direction réciproque rappelle la forme du V. Les deux jambes sui-
vent une direction inverse : elles s'éloignent mutuellement. Les
membres inférieurs, pris dans leur ensemble, forment donc un X
largement ouvert en bas.

Chaque jambe présente un angle ouvert en dehors, et la distance qui sépare les deux talons quand on a rapproché autant que possible les deux genoux, n'est pas moindre de 0,15 centimètres.

Pris isolément, chaque membre aussi, par la ligne brisée qu'il représente, peut former les deux côtés d'un triangle dont la base serait une ligne tirée du grand trochanter à la malléole externe. Si on mesure la hauteur de ce triangle, elle est de 2 1/2 centimètres.

Remarquons, toutefois, que cette mesure ne peut, elle seule, établir des rapports exacts sur le degré d'écartement des deux pieds; car la saillie des parties molles, toujours considérable chez les enfants, dissimule en grande partie la déviation réelle (1). Le maximum existe dans la position verticale, alors que le poids du corps repose tout entier sur les membres supérieurs et tend à augmenter l'angle qu'ils forment à la partie moyenne. Les os, dans leur diaphyse, ne présentent rien d'anomal. L'épiphyse seule est volumineuse, et l'articulation tibio-tarsienne, tout en présentant une saillie obscure qu'on sent aussi bien en dehors qu'en dedans, se trouve dans un enfoncement que domine le côté externe du pied. — La malléole interne est très-saillante, et quand l'enfant est debout, elle n'est séparée du sol que d'un centimètre à peine. — Le pied est plat, et la face plantaire, fort élargie, supporte le poids du corps exclusivement sur son côté interne.

La marche, depuis quelque temps, est douloureuse par moments; elle est toujours pénible et disgracieuse. Le tronc, supporté alternativement par l'une et l'autre jambe, décrit un mouvement de latéralité, pendant que la jambe qui est portée en avant parcourt sans assurance, et en formant le demi-cercle, l'espace qu'elle doit franchir. — Il y a très-peu de force dans les deux membres: aussi l'enfant se fatigue-t-elle très-vite.

Ainsi donc, en suivant pas à pas la maladie depuis sa première apparition jusqu'à ce jour, nous voyons qu'elle s'est toujours aggravée.

Marie B. est devenue rachitique à peu de chose près au moment de son sevrage : c'est l'époque habituelle. Le rachitisme, peu après avoir occasionné le gonflement des extrémités osseuses, a amené la déviation des jambes, qui a toujours été de plus en plus mar-

(1) Nous avons malheureusement oublié de faire photographier la petite malade. Pour en avoir cependant le dessin exact, on l'a couchée sur une grande feuille de papier, et on l'a calquée avant et après l'opération.

quée jusqu'à présent. Cette déviation des jambes a amené celle
des pieds. Le pied, primitivement bien conformé, est devenu plat,
— puis bot valgus. — Enfin il devenait douloureux quand j'ai été
appelé à donner des soins à cette enfant.

La succession de toutes ces complications et l'aggravation de la
difformité m'ont fait prendre instantanément une détermination.
J'ai prescrit tout d'abord un traitement anti-rachitique, sur lequel
j'ai depuis beaucoup insisté, et le 22 juillet j'ai pratiqué l'opération suivante :

L'enfant, couchée sur une table, a été endormie avec l'éther. —
J'ai saisi d'une main la cuisse, de l'autre la jambe, et, par des
mouvements de latéralité, d'abord restreints, puis plus violents,
j'ai redressé successivement l'un et l'autre membre dans la courbure qu'il présentait au genou ; et aux pieds, j'ai fait les mêmes
manœuvres, et je ne me suis arrêté que lorsque le membre, dans
son ensemble, a pu se rapprocher, sans efforts, de celui du côté
opposé et rester en contact avec lui dans toute sa partie interne.
— Ces mouvements m'ont suffi. — J'aurais fait sans hésiter la section du tendon du biceps, si j'eusse éprouvé de la résistance. Mais
alors mon opération eût été modifiée par les idées que j'émettrai
plus loin. A cet âge le redressement est habituellement facile, et
aucune contracture n'était encore venue compliquer la position.

Un bandage amidonné, montant jusqu'à la ceinture, a été appliqué, après ces manipulations, sur les deux membres, pour les
assujettir rigoureusement et prévenir tout effort musculaire. Il a été
mis avec toutes les précautions recommandées par M. Seutin et
en ayant soin de *matelasser avec du coton toutes les parties
enveloppées par le bandage*. — J'insiste sur ce point, car chez
les enfants qui rendent peu compte de leurs sensations, qui crient
et pleurent souvent sans motifs connus, qui ont la sensibilité très-
développée et dont les téguments résistent peu à la pression pro-
longée des bandages, on voit souvent, quand le carton a porté trop
directement sur la peau ou quand les saillies osseuses n'ont pas
été suffisamment garanties, des escarres plus ou moins étendues
sur toutes les parties où cette précaution a été négligée. Notre observation V, que je citerai plus loin, en est un exemple. Il est
digne de remarque aussi que, quelques jours après les premiers
cris, l'enfant ne manifeste plus aucune douleur et reprend les
seins, ce qui laisse au chirurgien et à la famille une sécurité trom-
peuse.

Par-dessus le bandage, j'ai appliqué des attelles de fil de fer recuit, comme avait l'habitude de faire M. Bonnet. — Chez les enfants, plus encore que chez les adultes, elles rendent d'immenses services, car elles donnent *immédiatement* à l'appareil une solidité complète; elles maintiennent la rectitude acquise, et, ce qui n'est pas moins important dans bien des cas, elles permettent de l'exagérer.

C'est à ce bandage ainsi fait qu'on doit une grande partie des heureux résultats obtenus dans les maladies articulaires. Ici, comme dans les observations suivantes, il a joué un très-grand rôle et a beaucoup simplifié le traitement.

Les jours suivants, les choses se sont passées si bien, qu'à peine la gêne qu'il occasionnait a interrompu les jeux de la petite fille; son caractère n'a pas été plus pénible qu'avant l'opération. — Et ce que l'opération nous avait donné, le bandage nous l'a conservé. Marie B. a quitté Lyon le 8 août; à partir de cette époque elle a porté un tuteur pendant la journée, et, pendant la nuit, on l'a remise dans son bandage transformé en gouttière par une double incision longitudinale et antérieure. — J'ai su depuis, à deux reprises, que la guérison était de plus en plus certaine.

Voici un autre fait à peu près semblable, tiré de la pratique de M. Bonnet, et que m'a communiqué M. Delore.

Obs. II. — James M., âgé de six ans, a fait une chute il y a dix-sept mois et a été exposé, depuis, à diverses reprises, à l'humidité. — Son genou s'est tuméfié et est devenu douloureux.

Depuis trois mois, le genou est fléchi et dévié en dedans.

Le 9 juillet, époque où nous l'avons vu pour la première fois, l'articulation tibio-fémorale permet à peine quelques mouvements artificiels : ceux qu'on imprime sont accompagnés de craquements. Le pied gauche est fortement incliné en dedans pour suppléer à l'abduction de la jambe, et l'extension est impossible.

M. Bonnet, après l'avoir éthérisé, a exercé sur le membre des mouvements étendus de flexion et d'extension pendant lesquels on a perçu de nombreux craquements, puis des mouvements de latéralité. — Le membre, ramené dans sa position normale, a été placé dans un bandage amidonné, muni d'attelles de fil de fer.

Le 11. — Pas de douleurs dans le genou. — Légère fièvre.

Le 18. — On a coupé le bandage à la partie antérieure, et on l'a resserré par de nouveaux tours de bandes.

Le 22. — On place un tuteur, qui est bien supporté. L'enfant quitte Lyon le 28.

Quoique la déviation des genoux en dedans soit une conséquence habituelle du rachitisme dans le bas âge, on voit qu'elle peut aussi être consécutive à une arthrite. Ce cas est peu fréquent, car ce n'est guère qu'à un âge plus avancé qu'on rencontre cette difformité due à cette influence.

Nous ne sommes pas moins forcé de reconnaître que toutes les causes qui portent leur action sur les jointures peuvent la provoquer. Mais comme, en dehors du traitement général qui seul est subordonné à la cause, les caractères et les conséquences sont les mêmes, les indications sont les mêmes aussi.

Obs. III. — Pierre D., âgé de dix-sept ans, domestique, est entré à l'hôpital le 24 novembre 1856, salle Saint-Philippe, n° 20. — Il s'est exposé à l'humidité en travaillant la terre. Les genoux sont douloureux depuis trois ans, époque où ils ont commencé à se porter en dedans. — Sa santé est très-bonne.

Le 29. — On redresse les membres en leur imprimant des mouvements forcés, et on les maintient dans une bonne position au moyen d'un bandage amidonné.

On renouvelle cette opération et le bandage vers le milieu de décembre.

Le 22 janvier. — Le membre, eu égard à ce qu'il était, a acquis beaucoup de rectitude. — On fait de nouveaux efforts pour le redresser davantage.

Le 20 mars. — Grâce aux nombreux appareils de redressement, et à la persévérance du malade qui a mis en permanence une couverture épaisse entre ses genoux et qui a rapproché les pieds au moyen de courroies dans l'intervalle des manipulations, la rectitude est aujourd'hui à peu près complète.

Le 26. — Il quitte l'hôpital guéri.

Je dois aussi cette observation à M. Delore qui l'a recueillie dans le service de M. Bonnet.

Il est à regretter que le nombre des manipulations et surtout le degré d'écartement des talons n'ait pas été noté. Cela diminue beaucoup l'intérêt qu'on porte à cette cure. Elle n'en est pas moins belle et bien en faveur de la méthode, puisque malgré l'âge et sans le secours de la ténotomie on a pu arriver à un résultat complet.

Chez ces trois malades, les manipulations et les mouvements forcés de latéralité ont été violents. Dans l'intervalle, aucune action n'a été exercée sur les membres, et le bandage n'a eu d'autre but que de maintenir le degré de redressement produit. Il en est toujours ainsi, à quelques modifications près dans le mode opératoire. Mais voici deux faits que j'ai recueillis dans le service de M. Barrier, et qui diffèrent un peu des précédents quant au *modus faciendi*. C'est un redressement doux et graduel.

Obs. IV. — Radix Joseph, âgé de quinze ans, est entré dans la salle Saint-Philippe, n° 14, le 24 janvier 1860.

Ce jeune homme, occupé depuis son bas âge aux travaux de la terre, s'est exposé à plusieurs reprises à l'humidité. Il y a trois mois seulement, à la suite de nombreuses et longues stations qu'il a faites dans des prairies où il gardait, la nuit, des troupeaux de chevaux, il a éprouvé pour la première fois, des douleurs légères dans les genoux. Il les attribuait à la croissance. Dans l'espace de peu de jours, ses jambes se sont incurvées en dedans, et aujourd'hui les talons sont séparés l'un de l'autre de trente centimètres. — Il n'y a point de gonflement osseux, et les mouvements se font aisément et complétement. Le genou paraît sain.

Le pied est dévié en dedans, eu égard à l'axe de la jambe. Il y a un commencement de pied bot, à droite.

Dès son entrée à l'hôpital, on a appliqué à chaque jambe un bandage amidonné, en forme de botte, dans le seul but d'amortir et de répartir sur une plus large surface la pression qu'on se proposait de faire au niveau des malléoles.

Quand ce bandage a été sec, le jeune malade a été placé en permanence sur une planchette matelassée. Au niveau des genoux, elle était croisée par une petite traverse destinée à empêcher la flexion de la jambe et dont les supports servaient de point fixe pour attacher et maintenir éloignées les deux articulations. Au moyen de courroies, on a rapproché chaque jour, et insensiblement, l'une de l'autre, les deux extrémités inférieures.

Ce redressement lent et continu a été bien supporté, et le 11 février la jambe gauche était à peu près redressée ; la droite n'était plus éloignée de la ligne médiane que de trois centimètres à peine. Ce malade est encore à présent à l'hôpital, et sa guérison me paraît assurée, s'il a soin de maintenir, au moyen de tuteurs, le redressement obtenu. C'est la condition *sine quâ non* pour tous les malades traités de cette difformité (1).

Ce mode de traitement est peut-être le plus ancien de tous ceux qu'on a employés.

Il est très-doux et d'un usage facile ; mais ce qui fait sa supériorité surtout, c'est l'avantage qu'il présente d'empêcher très-efficacement les membres de se fléchir. La planchette transversale rem-

(1) Ce malade a quitté l'Hôtel-Dieu parfaitement bien guéri.

plit admirablement cette indication. La vue trompe facilement quand on redresse un membre inférieur, et l'on croit souvent avoir obtenu le but qu'on s'est proposé parce qu'on est parvenu à faire toucher les deux malléoles. Malheureusement il arrive, quatre-vingt-dix-neuf fois sur cent peut-être, que le malade élude l'action des leviers en fléchissant le membre. Nous avons pu juger et nous convaincre de cette tendance naturelle par les plaintes journalières de ce malade. Il se plaignait quand on rapprochait les pieds l'un de l'autre, non pas du degré de tension qu'on exerçait en bas, mais de la pression que le genou venait exercer sur la planchette transversale. Ce fait vient à l'appui de cette idée pratique déjà émise par MM. Guérin et Bonnet, que, pour maintenir dans sa rectitude le membre opéré, il lui faut un tuteur droit inflexible et non articulé.

Voici un autre fait à peu près analogue.

Obs. V. — C'est une jeune fille de quinze ans qui est entrée, le 8 octobre 1860, dans la salle Sainte-Anne, n° 22. Elle présente une déviation énorme des deux jambes qui laisse, entre les malléoles, un espace de 35 centimètres. Elle est plus marquée à droite qu'à gauche, et le début remonte à près de trois ans. — Depuis près d'un an, le pied commence à se dévier en dedans. Les jointures ne présentent aucun développement anomal, et on ne trouve rien, soit dans la constitution de la malade, soit dans ses antécédents, qui puisse faire croire à une influence rachitique ou rhumatismale. Le 10 octobre, on a mis cette jeune fille dans un appareil à redressement lent et progressif. Elle y est restée trois mois.

Les deux jambes, allongées peu à peu, au moyen de courroies à genouillères tirant en sens inverse de la courbure, ont été redressées complétement au bout de deux mois et demi.

Le 24 décembre, on a placé un appareil à tuteur fixe qui a maintenu la jambe pendant la marche.

Cette jeune personne a ensuite quitté l'hôpital.

On ne saisit pas bien dans ce dernier exemple la cause de la déviation, à moins de supposer que le rachitisme a existé à un faible degré dans la première enfance, et qu'en grandissant le ramollissement des os a continué. Mais ce n'est que par le raisonnement qu'on peut admettre cela. Dans tous les cas, il suffit que cette cause ait agi légèrement, pour que les effets se soient prononcés de plus en plus.

Le redressement s'est fait progressivement, et on peut dire très-facilement. Chaque jour on a resserré les courroies, et, après avoir vaincu la première résistance, les jambes se sont rapprochées sans grands efforts.

Ce cas se serait très-bien prêté aux manœuvres violentes. On eût réussi aussi complétement au moyen des manipulations dont nous avons déjà donné quelques exemples. Mais je doute qu'on eût eu une simplicité plus grande et un résultat plus complet. Et comme la déviation se produit lentement, nous pensons que le redressement lent remplit une indication de plus : il gêne moins la nutrition des parties lésées, ce qui doit le faire préférer à toute autre méthode, toutes les fois qu'il peut être employé.

Si cette déviation était susceptible de s'arrêter, elle ne constituerait, dans la majorité des cas, qu'une gêne médiocre. Mais, comme elle tend toujours à augmenter, par le fait seul de son existence, nous sommes naturellement amené à quelques considérations générales sur les conséquences qu'elle entraîne. Nous nous bornerons cependant à étudier la lésion locale du genou dans son influence étiologique sur les autres déformations qui surviennent aux pieds.

Et d'abord, abandonnés à eux-mêmes, tous ces malades auraient-ils guéri ? — La nature qui fait tout, et pour tant de maladies, peut-elle, dans le cas de genoux en dedans, faire à elle seule tous les frais de la guérison ? — J'envisage la question exclusivement au point de vue chirurgical.

Il y a deux choses à considérer : l'*effet*, qui frappe tout d'abord les yeux les moins observateurs, et la *cause*. La cause, par des soins hygiéniques bien entendus, peut disparaître. La nature peut, à elle seule, faire tous les frais de la santé de l'enfant ; mais elle est impuissante à faire disparaître la déviation produite. Et si nous considérons l'angle que forment les deux genoux, la direction de la cuisse d'une part et de la jambe de l'autre, nous pouvons affirmer, au contraire, que non-seulement la nature est impuissante à guérir le mal, mais encore incapable de pouvoir l'arrêter. Chez ces malades, la cause eût pu disparaître, mais les effets auraient persisté. Bien plus, et en dehors de toute cause, le mal aurait accru, parce que le poids du corps tend toujours de plus en plus à exagérer l'angle formé par les deux genoux ; les pieds se seraient de plus en plus écartés l'un de l'autre, et le malade en grandissant aurait vu la difformité augmenter. — Ainsi pas de doute sur ce point. — C'est un résultat tout mécanique. — La nature ne peut rien pour la guérison, et la déviation ne peut que s'accroître.

En vieillissant, le mal ne reste pas limité aux genoux. Pour mar-

cher il faut avoir le pied à plat. Mais si la jambe, au lieu d'être
perpendiculaire au sol, est oblique, il faut bien remédier à cette
inclinaison, en tournant le pied. Cette déviation du pied alors se
fait peu à peu et suit le degré d'inclinaison de la jambe. Or, comme
cette maladie n'est jamais aiguë, qu'elle ne vient que lentement, il
s'ensuit que la déviation du pied se produit insensiblement, et que
si la déviation du genou est considérable, celle du pied l'est aussi.
— Il y a alors et toujours, *pied bot*. — Il est *valgus* ou *varus*; je
m'explique :

Quand la jambe tombe obliquement sur le sol, si le pied n'est
pas dévié, il repose sur le bord interne, et la face plantaire regarde
en dehors et en bas. Pour qu'il repose à plat, il faut qu'il soit tordu
en dedans. Si nous considérons la jambe et le pied, pris isolément
et dans leurs rapports réciproques, la plante du pied est toujours
portée en dedans, eu égard à l'axe de la jambe : il existe un pied
bot varus. Mais cette déviation, qui est toujours consécutive, n'é-
quilibre jamais complétement la déviation des genoux. Si donc,
d'un autre côté, nous examinons le pied dans ses rapports, non
plus avec la jambe, mais avec le sol, nous voyons que le plus souvent il repose sur le bord interne et qu'il est dévié en dehors ; qu'il
existe par conséquent un pied bot valgus. — C'est ainsi que nous
l'avons envisagé dans nos première et quatrième observations. En
pratique, on n'isole pas les membres pour étudier leurs rapports
réciproques ; et pour décider une question de cette nature, on l'envisage surtout au point de vue de la jonction. — Or les choses se
passent naturellement ainsi, et les déviations consécutives du pied
étant fatales, quand elles existent au genou, nous concluons que le
pied bot valgus est une conséquence fréquente presque inévitable
de la déviation des genoux en dedans, abandonnée à elle-même.

De son côté, le pied bot valgus entraîne d'autres complications.
— Le pied représente une voûte. Elle existe surtout en dedans. En
dehors, elle n'existe presque pas. Si le poids du corps porte tout
entier sur le bord interne du pied, cette voûte tend à s'affaisser :
elle manque de soutien. Et si nous ne perdons pas de vue que chez
les rachitiques, et généralement chez tous ceux qui ont des maladies articulaires, les ligaments éprouvent une distension, qui les
rend ensuite plus lâches, nous pouvons dire aussi que le *pied plat*,
dans de telles conditions, est inévitable.

Voici les désordres qui se passent du côté des os : leurs rapports
mutuels changent, et ils se déforment. Par le fait de cette déformation osseuse, l'équilibre musculaire du membre est détruit : il

y a tension d'un côté, relâchement de l'autre. Les muscles du côté de l'angle que forment en dehors la jambe et la cuisse, d'abord relâchés, reviennent peu à peu sur eux-mêmes : ils se rétractent.

Au relâchement succède une contraction permanente. Il est toujours douloureux pour les malades de lutter contre elle; aussi mettent-ils instinctivement, et autant que possible, les muscles contracturés dans le relâchement, ce qui favorise et augmente la déviation. Si plus tard on fait des efforts pour redresser le membre, on voit les tendons faire saillie sous la peau et opposer aux efforts qu'on fait une résistance d'autant plus vive que la rétraction est plus marquée. Cette rétraction, résultat de la douleur dans le principe, devient donc peu à peu un obstacle au redressement, et d'autant plus grand qu'on le tente à une époque plus éloignée du début du mal. Les ligaments articulaires du côté opposé se relâchent, et les os, dont les extrémités subissent des pressions inégales, se déforment.

Ces trois ordres de complications se succèdent habituellement et forment trois degrés de la maladie. Ils correspondent soit à l'âge du malade, soit à l'ancienneté du mal.

Dans la première période, simple déviation : nous en avons donné un exemple. Pas de rétraction musculaire, et la déformation est trop faible pour opposer un obstacle sérieux aux efforts tentés pour rendre aux membres leur rectitude primitive. C'est une mauvaise position et rien de plus. Aucune section tendineuse, aucune opération brutale n'est nécessaire. C'est bien à cette période que peuvent s'appliquer les préceptes d'Hippocrate; toujours fidèle à son principe, qui veut qu'on ne brusque pas la nature : *Neque magnâ vi, sed leniter cogantur* (*de Articulis*, sect. IV). Dans ce cas, le bandage est le grand moyen; et, comme la difficulté n'est pas de rendre la jambe droite, mais bien de la maintenir, c'est à lui que reviennent en grande partie les honneurs de la guérison.

Si la déviation est exagérée, ou si elle est ancienne, la difficulté est plus grande, parce qu'il y a presque toujours rétraction musculaire. Elle s'oppose au redressement complet, et quand on fait des efforts pour l'obtenir, on voit saillir le tendon du biceps fémoral, dont l'insertion se fait en bas sur la tête du péroné et un peu sur le tibia. C'est le deuxième degré.

Dans cette seconde période de la maladie, le traitement est plus complexe. Les mouvements n'aboutissent pas et le bandage ne fait rien, si l'on ne fait disparaître tout d'abord l'obstacle au redressement. La première indication est donc de sectionner les tendons qui s'y opposent, puis on agit comme dans la première période.

Voici un fait :

Obs. VI. — Jules P., âgé de 16 ans, apprenti tulliste, est entré le 22 février 1857 dans la salle Saint-Philippe, n° 11. La jambe gauche forme un coude en dedans au niveau du genou; les deux talons sont séparés par un espace de 16 centimètres.

La déviation a commencé à se produire il y a cinq mois ; mais depuis trois mois, elle a beaucoup augmenté. Il n'y a point de gonflement, et la jointure n'est pas malade. Le 27 février, on fait la section du biceps. On redresse ensuite le membre par des mouvements forcés, et on applique un bandage amidonné.

Le 25 mars, ce jeune homme peut mettre un appareil à tuteurs. Sa jambe est bien redressée. Il sort le 24 avril.

En lisant cette observation, où sont notés en deux mots les traits principaux du fait, il semble vraiment que les choses sont d'une grande simplicité et que cette manière de faire est d'une parfaite innocuité; — sectionner des tendons importants voisins de l'articulation du genou ; couper même le ligament latéral externe, comme le conseille M. J. Guérin, ne sont pas choses indifférentes, — surtout si l'on y joint les manœuvres nécessaires pour redresser le membre. Et la méthode sous-cutanée, malgré tous ses perfectionnements, malgré les longs trajets que conseillait, et à juste titre, M. Bonnet, ne met pas à l'abri de tous les accidents. Le raisonnement nous fait comprendre qu'après une pareille opération, les mouvements ne peuvent qu'être nuisibles, et à plus forte raison les mouvements violents que nécessite le redressement de la jambe. M. Barrier, à propos des coxalgies, où la ténotomie est nécessaire, a conseillé de faire l'opération en *deux fois* : dans la première séance, sectionner les tendons qui s'opposent au redressement et soigner cette opération, comme si elle était la seule à faire ; plus tard, quelques jours après, alors que cette première opération est guérie, que les petites plaies sont cicatrisées, redresser le membre comme si on n'avait fait aucune opération antérieurement. Cette pratique n'a été jusqu'à présent sanctionnée que par un seul fait ; mais elle est si sage, que, le cas échéant, je n'agirais pas différemment, et je n'hésite pas à la conseiller dans toutes les opérations analogues qui se pratiquent sur n'importe quelle articulation.

Je ne doute pas que si cette idée eût été donnée à M. Bonnet, il n'eût modifié en conséquence son mode opératoire ; peut-être alors les accidents mortels qui sont survenus chez deux malades à ma connaissance, et dont je regrette de ne pouvoir donner l'observation, ne seraient pas arrivés !

Toutefois, et pour dire le fond de ma pensée, je crois que les sections sous-cutanées doivent être réservées pour des cas exceptionnels ; que dans les cas curables, la guérison peut être obtenue dix-neuf fois sur vingt sans y avoir recours, et que lorsqu'elles sont nécessaires, ce n'est guère qu'à un âge rapproché de l'adolescence. Elles donnent à l'opération une gravité extrême qui, dans bien des circonstances, légitime une abstention complète.

La déviation des genoux chez l'adulte est habituellement ancienne et presque toujours compliquée de déformation osseuse assez marquée, ce qui la rend incurable. On ne peut pas, quand la maladie est arrivée à ce degré, isoler les difficultés pour les combattre séparément. Les sections sous-cutanées et le bandage amidonné ne peuvent rien. La grande difficulté est dans les os, et faire une résection partielle de l'articulation des genoux, seule opération rationnelle pour permettre le redressement, serait d'une témérité condamnable.

Peut-on compter sur les appareils orthopédiques ? Le moyen le plus simple et qu'on emploie dans les hôpitaux consiste en un petit coussin qu'on place entre les deux genoux (voy. *observ.* III), pendant qu'au moyen d'une bande on rapproche graduellement et autant que possible les pieds l'un de l'autre. Les appareils mécaniques reposent tous sur la même idée et agissent tous de la même façon. Eh bien, je dois dire que ce moyen est illusoire et qu'il n'est bon qu'en théorie quand le mal en est venu à la période où nous l'étudions actuellement. En pratique, c'est un supplice que les malades les plus résignés ne peuvent supporter longtemps, parce qu'il faut que l'action soit constante. La pression continue sur le condyle interne du fémur et sur les malléoles externes de chaque jambe amène, au bout de peu de temps, des escarres qui forcent d'interrompre le traitement après avoir occasionné des douleurs atroces. Tous les malades adultes que j'ai vu traiter de cette maladie, et à cette période, après avoir longtemps séjourné dans les hôpitaux, en sont tous sortis découragés. Et M. Bonnet lui-même, qui avait pour ces difformités articulaires une prédilection bien connue, avait renoncé, sur les derniers temps de sa vie, à les opérer, quand elles étaient arrivées à ce point.

Je termine en citant une observation qui résume pratiquement ce que je viens de dire sur ces différentes périodes. Elle montre aussi l'importance d'un bandage bien fait.

Obs. VII. — Amélie E., ourdisseuse, âgée de quinze ans, demeurant à Lyon, est entrée, le 21 novembre 1857, salle Sainte-Anne, n° 5.

Elle a eu, à l'âge de onze ans, des douleurs dans les genoux qui ont laissé aux jointures une grande faiblesse ; les jambes se sont portées peu à peu dans l'abduction et les genoux se sont fléchis en dedans.

On ne peut avoir aucun renseignement sur les parents, qui sont morts depuis longtemps.

Les deux genoux, à un degré différent, sont déviés en dedans. Le droit l'est davantage que le gauche ; l'écartement du talon de ce côté est de quinze centimètres.

Le 1ᵉʳ décembre, on coupe le biceps et l'aponévrose *fascia lata*, puis on fait des tentatives de redressement. A droite, elles ne peuvent aboutir, à cause d'une déformation osseuse. A gauche, le redressement est possible, et on l'obtient presque complétement. On applique ensuite un bandage amidonné.

26 janvier. On constate une très-légère amélioration. Ce bandage a produit une petite plaie en dedans du genou droit.

9 février. Un érysipèle s'est développé autour de la plaie.

27 février. Plusieurs abcès se développent sur le cou-de-pied et la partie inférieure de la jambe. On les ouvre avec la potasse caustique.

31 mars. La malade va bien, les plaies sont en voie de cicatrisation.

4 mai. Le genou droit est dévié autant qu'avant l'opération ; le gauche est redressé en grande partie. Sortie.

Les réflexions que suggère ce fait découlent naturellement de l'ensemble de ce travail : à savoir qu'il est préférable de ne pas tenter le redressement quand ce sont les os eux-mêmes qui s'y opposent, et que dans tous les cas, il faut qu'un bandage amidonné soit bien fait, si l'on veut prévenir bien des accidents.

A l'aide de mes souvenirs, je pourrais facilement ajouter bien des faits encore à ceux que je viens de citer. Mais ceux-ci, parfaitement en rapport avec le raisonnement, suffisent, je crois, pour justifier les idées que je viens d'émettre sur tous les degrés de cette maladie.

Voici un moyen cependant que l'expérience n'a pas encore sanctionné. Il peut avoir de la valeur dans un cas ancien où la déformation osseuse est le principal obstacle au redressement.

Puisque les manipulations et les mouvements forcés sont impuissants, puisque le redressement lent et progressif est impossible ; puisque toute section faite autour du genou est dangereuse, puisque l'orthopédie ne donne que des déceptions, et puisqu'une résection partielle du genou est condamnable, par la gravité qu'elle entraîne, faut-il renoncer à traiter cette difformité et la regarder comme absolument incurable ?

Le but qu'on se propose étant de rendre au membre une direction parallèle à celle du corps, on pourrait, ce me semble, en fracturant le fémur ou le tibia non loin du genou et en le faisant consolider obliquement, contre-balancer la déviation primitive. Au lieu d'une déviation, on en aurait deux, c'est vrai, mais elles seraient très-voisines l'une de l'autre et se neutraliseraient. La résultante serait parallèle à l'axe du tronc....

Je n'ai pas eu occasion de pratiquer cette opération sur le vivant ; mais, sur le cadavre, elle m'a semblé devoir donner de bons résultats. Aussi je la soumets à l'appréciation des chirurgiens, la réservant toutefois pour les cas désespérés et exceptionnels où aucun procédé de redressement ne peut être tenté dans la jointure même.

En résumé :

La déviation en dedans des genoux peut survenir à la suite de toutes les maladies articulaires, aussi bien qu'à la suite du rachitisme.

Abandonnée à elle-même, cette difformité ne peut jamais guérir. Elle tend, au contraire, toujours à s'accroître, en dehors même de la cause qui l'a fait naître.

La déviation de la jambe entraîne la déviation du pied et devient cause occasionnelle du pied bot et du pied plat. Les mêmes désordres observés aux genoux peuvent alors se rencontrer aux pieds.

Cette maladie est curable quand elle est prise à temps ; mais elle devient de plus en plus difficile à guérir à mesure qu'elle vieillit.

Le traitement médical, surtout si la maladie tient au rachitisme, est indispensable. Il n'est toutefois utile, comme curatif, que dans le début du mal.

Le traitement chirurgical seul peut amener la guérison.

Il consiste généralement en manipulations ou en mouvements forcés, qui tendent à rendre à la jointure son jeu normal et au membre sa rectitude primitive. On maintient ce premier résultat au moyen du bandage ouaté et amidonné, plus tard au moyen de tuteurs. Il faut que les tuteurs soient droits, inflexibles, et non articulés.

Quand il existe une rétraction musculaire, on ne peut arriver à redresser le membre qu'après avoir pratiqué la ténotomie. Cette opération est toujours grave.

Pratiquer la ténotomie et redresser le membre par des mouvements forcés, dans une seule séance, est toujours une opération dangereuse.

On simplifie le traitement, on éloigne le danger et on assure le succès en faisant cette opération en deux fois, à quelques jours d'intervalle.

Quand la déformation osseuse est ancienne et bien marquée, que c'est elle qui s'oppose au redressement, la difformité est généralement incurable.

Comme moyen extrême, on peut alors fracturer le fémur ou le tibia, dans le voisinage du genou, et le faire consolider obliquement. On contre-balance ainsi l'obliquité de la jambe et la résultante a une direction parallèle à l'axe du corps.

Paris. — Imprimerie de Ad. R. Lainé et J. Havard, rue Jacob, 56.